Saurabh Kapoor
Gaurav Kapoor

Terapia de reabilitação do ombro: mobilização versus terapia convencional

Saurabh Kapoor
Gaurav Kapoor

Terapia de reabilitação do ombro: mobilização versus terapia convencional

ScienciaScripts

Imprint
Any brand names and product names mentioned in this book are subject to trademark, brand or patent protection and are trademarks or registered trademarks of their respective holders. The use of brand names, product names, common names, trade names, product descriptions etc. even without a particular marking in this work is in no way to be construed to mean that such names may be regarded as unrestricted in respect of trademark and brand protection legislation and could thus be used by anyone.

Cover image: www.ingimage.com

This book is a translation from the original published under ISBN 978-620-2-07356-1.

Publisher:
Sciencia Scripts
is a trademark of
Dodo Books Indian Ocean Ltd. and OmniScriptum S.R.L publishing group

120 High Road, East Finchley, London, N2 9ED, United Kingdom
Str. Armeneasca 28/1, office 1, Chisinau MD-2012, Republic of Moldova, Europe
Printed at: see last page
ISBN: 978-620-7-84963-5

Conteúdo

CAPÍTULO 1.

INTRODUÇÃO

Introdução

A capsulite adesiva do ombro caracteriza-se por dor insidiosa e progressiva e perda de mobilidade ativa e passiva da articulação gleno-umeral. A incidência anual de capsulite adesiva é de 3% a 5% na população em geral e de até 20% nas pessoas com diabetes.[1,2] A etiologia e a patologia desta síndrome permanecem enigmáticas.[3-6]

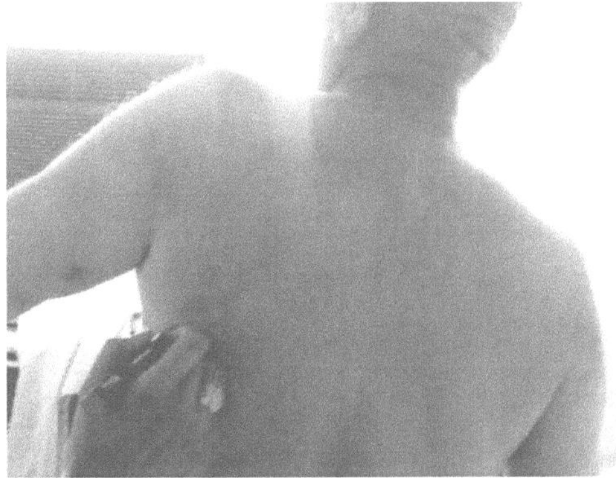

Diagrama 1: perturbação do ritmo escápulo-umeral

A capsulite adesiva é geralmente constituída por três fases:- A fase de desenvolvimento da capsulite

Fase 1 - A dor, especialmente nesta fase, impede frequentemente o doente de efetuar as actividades de vida diária. Muitos doentes queixam-se de perturbações do sono devido à dor e à incapacidade de se deitarem sobre o ombro afetado[7-8] .

Fase 2 - Nesta fase, a dor parece ser menos pronunciada, mas a restrição do movimento ativo parece limitar o doente nos cuidados pessoais, nas actividades de vida diária e nas actividades profissionais. A observação do movimento ativo do ombro parece revelar um movimento escapular excessivo e a elevação da cintura escapular.

Fase 3 - Nesta fase, há um aumento lento da mobilidade que leva à recuperação total ou quase total[9-11] .

De acordo com REEVES[9] ,

A primeira fase tem a duração de dois meses e meio a nove meses.

A segunda fase tem a duração de quatro a doze meses.

A terceira fase dura de cinco a vinte e seis meses.

Causas

A causa do ombro congelado é, em grande parte, um mistério. Uma teoria é que pode ser causada por uma reação autoimune. Numa reação autoimune, o sistema de defesa do corpo, que normalmente o protege de infecções, começa erradamente a atacar os tecidos do corpo. Isto provoca uma reação inflamatória intensa no tecido que está a ser atacado.

Ninguém sabe porque é que isto ocorre tão subitamente. O ombro congelado pode começar após uma lesão no ombro, fratura ou cirurgia. Também pode começar se o ombro não estiver a ser utilizado normalmente. Isto pode acontecer após uma fratura do pulso, quando o braço é mantido numa tipoia durante várias semanas. Por alguma razão, a imobilização de uma articulação após uma lesão parece despoletar a resposta autoimune em algumas pessoas.

O ombro congelado também é conhecido por ocorrer após uma cirurgia não relacionada com o ombro, mesmo após a recuperação de um ataque cardíaco. Outros problemas do ombro, como bursite, rupturas da coifa dos rotadores ou síndrome do impacto, podem acabar por causar um ombro congelado. Os médicos teorizam que a condição subjacente pode causar inflamação e dor crónicas que fazem com que se use menos o ombro. Isto cria uma situação que pode provocar o ombro congelado. Normalmente, o ombro congelado tem de ser tratado primeiro para recuperar a sua capacidade de movimento antes de o problema subjacente poder ser tratado.

Necessidade de estudo

Na capsulite adesiva, a extensibilidade capsular está diminuída, o recesso axilar torna-se aderente e a flexibilidade do tendão do bíceps na sua bainha é reduzida.[13] Como resultado, a rotação externa da cabeça do úmero para passar sob o acrómio durante a abdução é severamente restringida. O restabelecimento deste mecanismo é o principal objetivo das várias estratégias de tratamento da capsulite adesiva.

Uma proporção considerável de doentes com capsulite adesiva é tratada com medicamentos anti-inflamatórios não esteróides, injecções intra-articulares de corticosteróides e fisioterapia. Nos casos persistentes, têm sido utilizadas intervenções mais agressivas, como a hidrodilatação, a libertação artroscópica ou a manipulação sob anestesia.[14]

No que diz respeito à fisioterapia, é utilizada uma variedade de intervenções; estas incluem aplicações de calor ou gelo, ultra-sons, terapia interferencial, estimulação eléctrica nervosa transcutânea, exercícios activos e passivos de amplitude de movimentos (ADM), técnicas de facilitação neuromuscular proprioceptiva (FNP) e técnicas de mobilização.[15-18] A partir de uma recente revisão sistemática da eficácia das intervenções de fisioterapia para a dor no ombro, Green et al[18] concluíram que não há provas de que a fisioterapia sem intervenções concomitantes, como injecções de corticosteróides, seja benéfica para a capsulite adesiva. Os autores desta revisão sublinharam a necessidade de ensaios de intervenções de fisioterapia para condições clínicas específicas associadas à dor no ombro.

Em muitos programas de fisioterapia, as técnicas de mobilização são uma parte importante da intervenção. As técnicas de mobilização podem ser realizadas como movimentos fisiológicos ou movimentos acessórios (Anexo 1). Os movimentos fisiológicos na articulação gleno-umeral são movimentos do úmero nos planos cardinais (por exemplo, flexão, extensão, abdução, adução, rotação externa e rotação interna).

Os movimentos acessórios são movimentos induzidos passivamente pelo terapeuta e consistem em rolamento, deslizamento (ou deslizamento), rotação e distração dentro da articulação.[20,21] A intensidade das técnicas de mobilização com movimentos oscilatórios rítmicos é normalmente categorizada de acordo com o sistema de classificação de 5 graus de Maitland (Anexo 1).[22,23]

De 1984 a 2004, foram publicados 5 estudos controlados[15,24-27] que descrevem a eficácia das técnicas de mobilização em indivíduos com capsulite adesiva do ombro. Num ensaio controlado aleatório que comparou técnicas de mobilização passiva (3 vezes por semana durante 6 semanas, intensidade desconhecida) com injecções de esteróides intra-articulares, terapia com gelo seguida de PNF, ou nenhuma terapia,[15] foram observadas poucas vantagens a longo prazo (6 meses) de qualquer um dos regimes de tratamento em relação a nenhum tratamento. Em 1 dos 2 estudos que compararam os efeitos das técnicas de mobilização passiva (2 ou 3 vezes por semana durante 4 semanas, até movimentos acessórios de grau IV de acordo com o sistema de classificação de Maitland), para além dos exercícios activos, com os exercícios activos isolados, observou-se um efeito positivo em relação à abdução passiva após 4 semanas no grupo de mobilização,[24] enquanto no outro estudo não foi possível demonstrar qualquer efeito adicional das técnicas de mobilização passiva (uma vez por semana durante 5-8 semanas, graus III e IV de acordo com o sistema de classificação de Maitland, sem especificação adicional das técnicas).[26]

Num outro estudo que comparou injecções locais de esteróides, mobilização (durante 4-6 semanas, sem mais especificações) e uma combinação de ambas, as injecções locais de esteróides revelaram-se tão eficazes como a mobilização isolada ou combinada após 6 semanas e 6 meses.[25] Num estudo com um desenho quasi-experimental, os indivíduos foram tratados com reabilitação física intensiva (um protocolo de tratamento padronizado executado por um fisioterapeuta de exercícios activos até e para além do limiar da dor, alongamento passivo e manipulação da articulação gleno-umeral, e exercícios domiciliários de alongamento e alcance máximo) ou negligência supervisionada (explicação da evolução natural da doença, orientação para não fazer exercício para além do limiar de dor, realização de exercícios pendulares e exercícios activos dentro desse limiar indolor e retoma de todas as actividades toleradas). Sempre que necessário, foi prescrita medicação anti-inflamatória (anti-inflamatórios não esteróides) ou analgésica aos doentes de ambos os grupos. Não foi fornecida qualquer informação sobre a duração ou intensidade das técnicas de mobilização).[27] A negligência supervisionada revelou-se superior à mobilização passiva e aos alongamentos no que respeita ao estado funcional e à rapidez da recuperação. Para além dos ensaios clínicos controlados, um estudo não controlado descreveu um efeito positivo das técnicas de mobilização de grau III e IV (2 vezes por semana durante 12 semanas) após 3 meses em 7 indivíduos com capsulite adesiva.[28]

A interpretação dos resultados de todos estes estudos é dificultada por falhas metodológicas, tais como um pequeno número de indivíduos,[15,24,28] elevadas taxas de desistência,[26] e uma curta duração do acompanhamento.[24,26] Por conseguinte, a eficácia das técnicas de mobilização de várias intensidades na melhoria da ADM e da função do ombro é ainda desconhecida. Por este motivo, nesta investigação é realizado um ensaio controlado e aleatório centrado na eficácia da mobilização de Maitland versus a terapia convencional (compressas quentes, exercícios de codmann, alongamentos) num grupo de indivíduos com capsulite adesiva do ombro.

CAPÍTULO 2. REVISÃO SÍNTESE DA LITERATURA

Revisão síntese da literatura

1. Em abril de 1999, LORI B. SIEGEL & outros, num artigo, citaram que o calor e o frio ajudam a reduzir o espasmo muscular juntamente com os exercícios de Codman[40].

2. Em março de 2000, Robert B. Sprangus, no estudo comparativo do exercício supervisionado com ou sem mobilização de Maitland, concluiu que a mobilização de Maitland é mais eficaz com o exercício do que o exercício isolado[39].

3. Em julho de 2000, Henricus M Vermeulen & etal estudaram o efeito da técnica de mobilização da amplitude final na capsulite adesiva da articulação do ombro e concluíram que as técnicas de mobilização da amplitude final realizadas pela T.P. resultam no aumento da mobilidade glenoumeral, na ausência do grupo de controlo.[32]

4. Em 2004, Mihirgiri I Goswami & etal estudaram o efeito dos AINEs, da manipulação sob anestesia e da artroscopia isoladamente e em conjunto com a fisioterapia, começando por exercícios de ADM passivos e activos, concluindo que a fisioterapia é essencial para aumentar os resultados funcionais na capsulite adesiva[38].

5. Em 2004, Fusun Guler-Uysal & etal realizaram um estudo comparativo para comparar o efeito da abordagem Cyriax de massagem de fricção profunda e exercícios de mobilização com a fisioterapia, incluindo pacotes quentes, aplicação de SWD e concluíram que a abordagem Cyriax é o método de tratamento mais eficaz na capsulite adesiva[33].

6. Num artigo de 2004, sobre a capsulite adesiva na Medical Library, afirma-se que os alongamentos, a mobilização das articulações e os exercícios em casa ajudam a acelerar a recuperação da capsulite adesiva[37].

7. Em novembro de 2004, Manish Samanani, num artigo sobre a comparação de exercícios passivos associados a actividades terapêuticas na gestão da capsulite adesiva, referiu que o programa de exercícios passivos associado a actividades terapêuticas é um meio para melhorar as actividades funcionais[35].

8. Em junho de 2005, Dawn T. Gulik, num artigo, referiu que os analgésicos e a

estimulação eléctrica podem ser utilizados para interromper o ciclo de dor e proteção muscular associado à capsulite adesiva, a fim de melhorar os resultados funcionais em tempo útil, juntamente com os exercícios[29] .

9. Em setembro de 2005, Henricus M Vermeulen & etal estudaram a comparação das técnicas de mobilização de alto e baixo grau no tratamento da capsulite adesiva e concluíram que as técnicas de mobilização de alto grau são mais eficazes do que as técnicas de mobilização de baixo grau[34] .

10. Em maio de 2006, Jan Nissl & etal, num artigo sobre ombro congelado, afirmaram que os alongamentos, a terapia térmica e os exercícios ajudam a aumentar a ADM e a diminuir a dor em caso de ombro congelado[36] .

CAPÍTULO 3. MATERIAL E MÉTODO

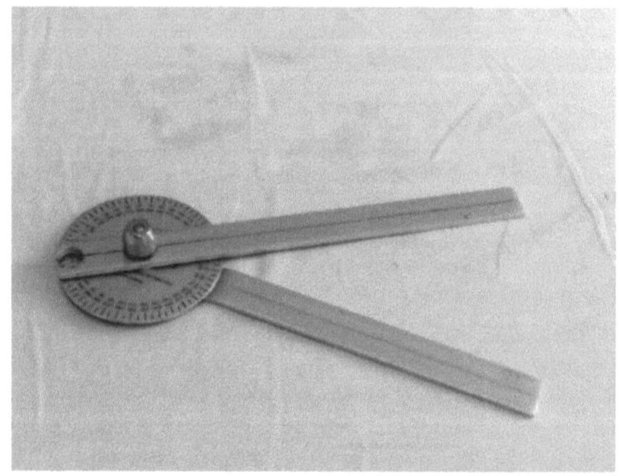

O diagrama 2 mostra o goniómetro.

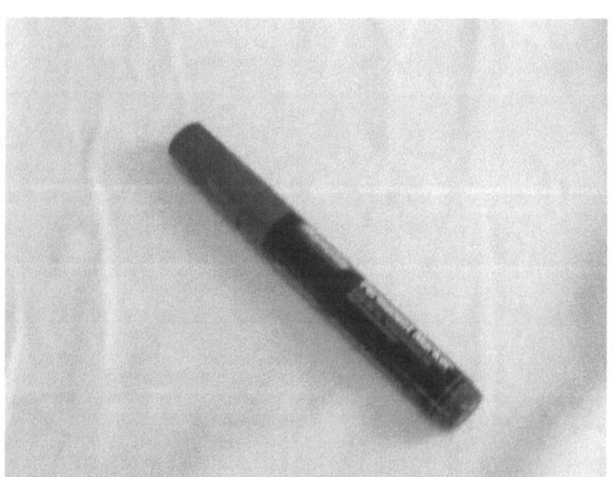

Diagrama 3 mostrando o marcador.

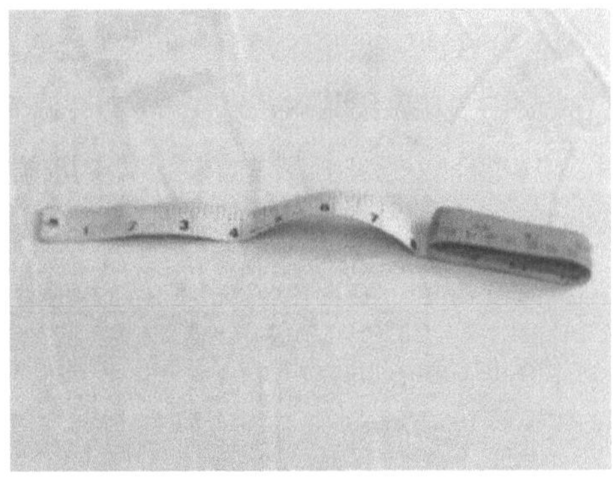

O diagrama 4 mostra a fita métrica.

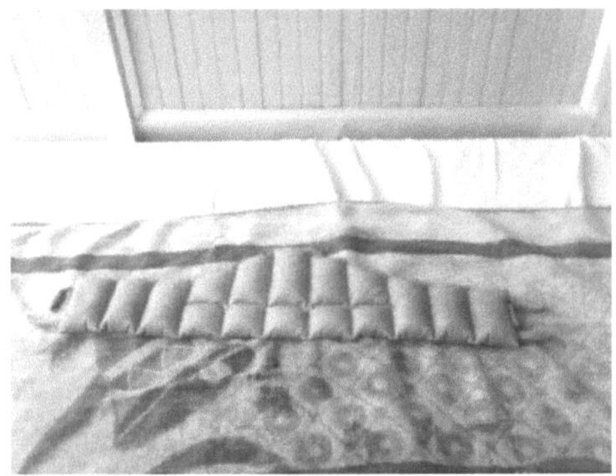

O diagrama 5 mostra os pacotes quentes.

Ferramentas operacionais

1. Mobilização.

De acordo com Maitland, a mobilização é um movimento passivo realizado de tal forma que está sempre sob o controlo do doente (Anexo 1).

2. SPADI.

Índice de dor no ombro e de incapacidade utilizado para determinar a dificuldade nas actividades de vida diária (Anexo 2).

3. Goniómetro.

A amplitude de movimento foi medida com um goniómetro. O goniómetro é um dispositivo concebido para medir o movimento relativo de uma determinada articulação. A sua conceção típica inclui um corpo e um braço de alavanca. O corpo de um goniómetro assemelha-se a um transferidor e os braços são móveis e fixos. Utilizando este goniómetro, mediu-se a amplitude de movimento da articulação do ombro.

4. Marcador.

Para marcar a posição da omoplata.

5. Fita métrica.

Para medir a amplitude de movimento da escápula.

6. VAS - escala.

Para medir o nível de dor.

CAPÍTULO 4.
METODOLOGIA DE INVESTIGAÇÃO

Metodologia de investigação

Tipo de estudo :-

Trata-se de um estudo de tipo comparativo.

Seleção de temas

Quarenta e quatro pessoas com idades compreendidas entre os 40 e os 65 anos serviram de sujeitos. Os sujeitos foram divididos em dois grupos aleatoriamente, ou seja, vinte e dois em cada um.

O rastreio inicial foi efectuado utilizando o formato de avaliação (Anexo 3) e os sujeitos foram avaliados relativamente a todos os critérios de inclusão e exclusão.

Se os sujeitos preenchessem todos os critérios do estudo, era-lhes explicada a investigação em curso e todos os aspectos, incluindo os procedimentos. O formulário de consentimento informado foi assinado e os sujeitos foram seleccionados para o estudo.

Critérios de inclusão

1. Todos os indivíduos com a faixa etária de 40 a 65 anos.

2. Indivíduos com capsulite adesiva unilateral.

3. Indivíduos com diminuição da amplitude de movimento durante mais de três meses.

4. Indivíduos que não tenham recebido qualquer tratamento de fisioterapia anteriormente.

5. Sem história de fratura em torno da articulação do ombro afetada.

Critérios de exclusão

1. Indivíduos com défices neurológicos que afectam as funções do ombro nas actividades diárias normais.

2. Indivíduos com dores ou perturbações da coluna cervical, do cotovelo, do pulso ou da mão.

3. Indivíduos que tenham administrado injecções de corticosteróides no ombro

afetado.

4. Indivíduos com história de fratura da articulação do ombro.

5. Indivíduos que tenham sido submetidos a qualquer procedimento cirúrgico à volta do ombro afetado (referenciados pelo cirurgião).

Amostra

1. Número de indivíduos estudados: -

   44.

2. Duração dos estudos:-

   Seis meses, de dezembro de 12 a maio de 13.

3. Fonte :-

   Clínica de Fisioterapia e Emagrecimento Mahaveer, Ludhiana.

4. Método de seleção de temas

Os sujeitos foram seleccionados aleatoriamente na Clínica de Fisioterapia e Emagrecimento Mahaveer, Ludhiana, com base numa avaliação clínica.

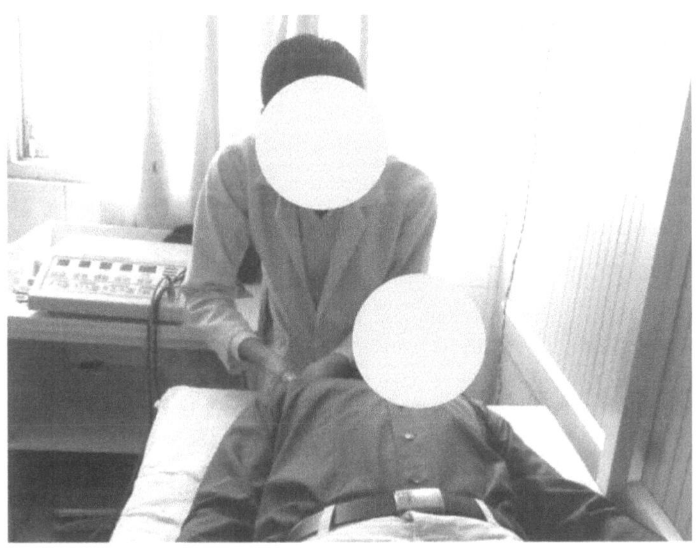

O diagrama 6 mostra a técnica de deslizamento inferior do ombro direito.

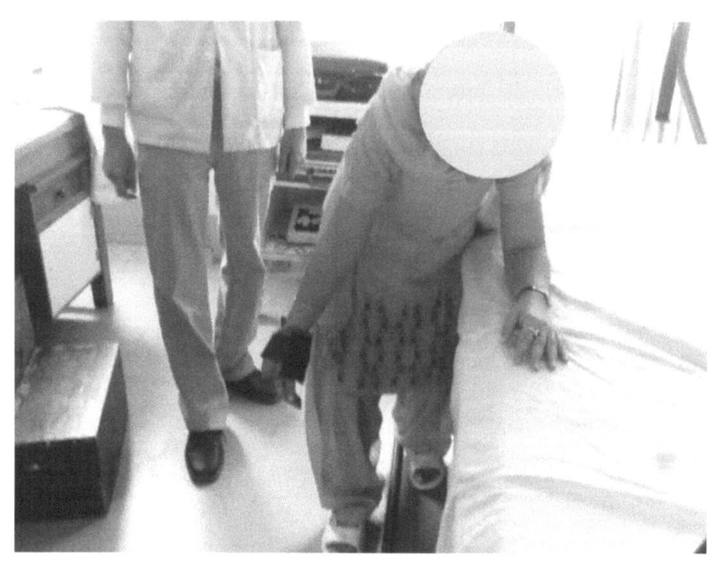

O diagrama 7 mostra o doente a fazer o exercício de Codmann com um peso de 1 kg.

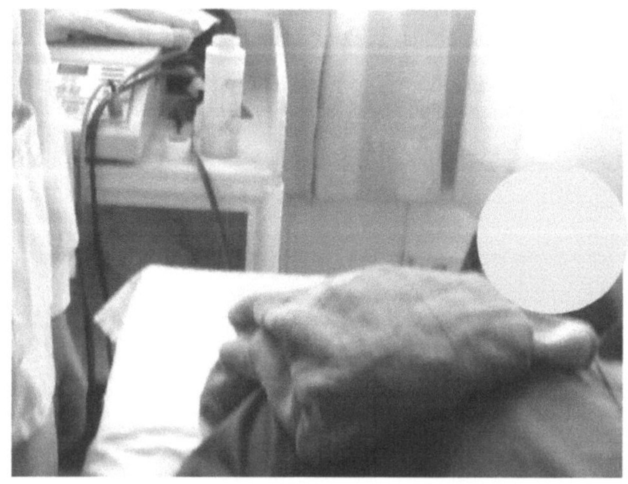

O diagrama 8 mostra a técnica de aplicação de uma bolsa quente no doente.

Protocolos

Grupo A.

Os indivíduos deste grupo são tratados com mobilização de Maitland, alongamentos, exercícios de codmann, compressas quentes e exercícios em casa, incluindo exercícios de fortalecimento.

Grupo B.

Os indivíduos pertencentes a este grupo são tratados com alongamentos, exercícios de codmann, compressas quentes e exercícios em casa, incluindo exercícios de fortalecimento.

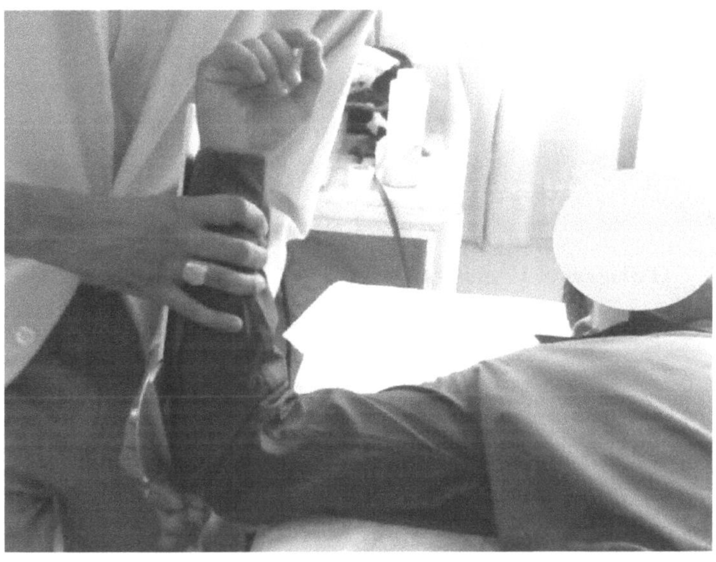

O diagrama 9 mostra o terapeuta a fazer a goniometria (rotação) do ombro.

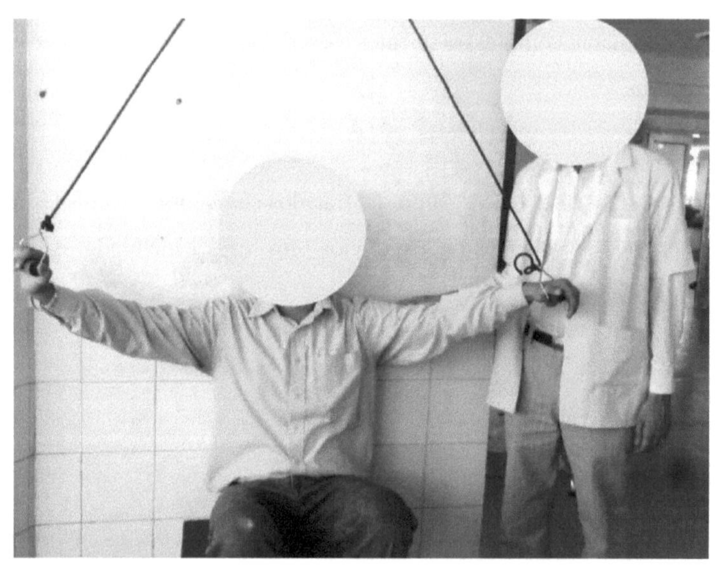

O diagrama 10 mostra o exercício de polia do paciente.

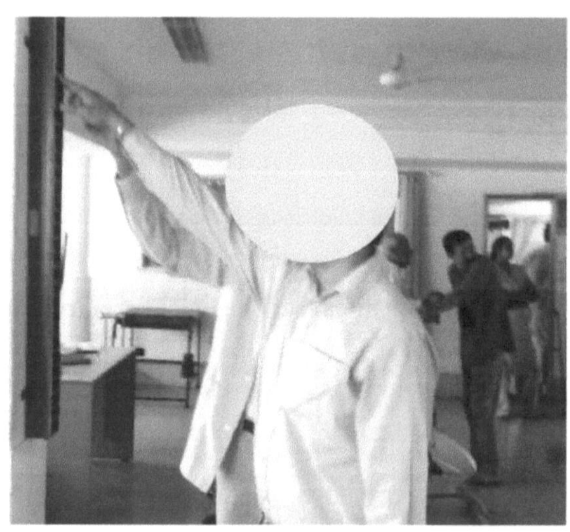

O diagrama 11 mostra o terapeuta a ensinar ao doente o exercício da escada de parede.

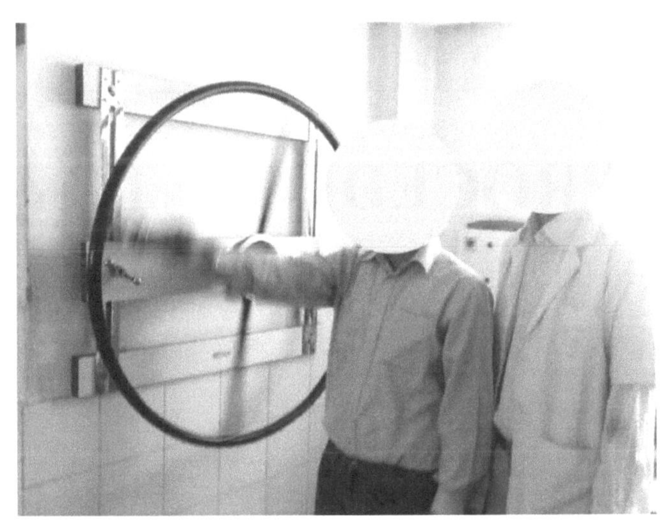

O diagrama 12 mostra o terapeuta a ensinar ao doente o exercício da roda do ombro.

CAPÍTULO 5.
PROCEDIMENTO

Procedimento

Os sujeitos foram inicialmente avaliados utilizando um formato de avaliação definido (Anexo 3). O sujeito foi avaliado relativamente a todos os critérios de inclusão e exclusão definidos anteriormente. Se o sujeito preenchesse todos os critérios, era-lhe explicada a investigação em curso e todos os aspectos, incluindo o procedimento e os riscos do estudo. Em seguida, foi assinado um formulário de consentimento informado e os sujeitos foram seleccionados para o estudo. Foram incluídos no estudo 44 sujeitos, que foram distribuídos aleatoriamente pelos grupos A e B. Depois disso, o tratamento foi administrado de acordo com o grupo. A reavaliação foi efectuada de dez em dez dias e os dados foram recolhidos através do formulário SPADI (Anexo 2).

No grupo A, que consiste na mobilização de Maitland juntamente com a terapia convencional, em primeiro lugar, a mobilização é efectuada durante 5-10 minutos[30] em cada sessão, seguida de alongamento das estruturas tensas (30 segundos de espera para 10 repetições de cada grupo)[29] , exercícios de Codmann durante 10 minutos[29] , exercícios de polia durante 10 minutos para abdução e flexão, exercícios de fortalecimento (começando com exercícios livres e progredindo com pesos)[29] 10-15 repetições para cada grupo de músculos[31] . No final, são administradas compressas quentes durante 20 minutos[29] para diminuir a dor e proporcionar uma relação. Os indivíduos são aconselhados a fazer exercícios de Codmann e exercícios de fortalecimento, incluindo toalha e polia sobre a cabeça, conforme ensinado.

No grupo B, que é a terapia convencional, exercícios de Codmann durante 10 minutos[29] , exercícios de polia durante 10 minutos cada para abdução e flexão[29] , alongamento das estruturas tensas (30 segundos para 10 repetições de cada grupo)[29] , exercícios de fortalecimento (começando com exercícios livres e progredindo com pesos) 10-15 repetições para cada grupo de músculos[40] . No final, são administradas compressas quentes durante 20 minutos[29] para diminuir a dor e proporcionar uma relação. Os sujeitos são aconselhados a fazer os exercícios de Codmann e os exercícios de fortalecimento, incluindo a toalha e a polia sobre a cabeça, conforme ensinado. Todos os dados recolhidos são organizados numa tabela e, em seguida, os dados são analisados através de cálculos estatísticos.

CAPÍTULO 6. RESULTADO

Resultado

N.º Sr.	Grupo	N.º de indivíduos	EVA média (em %)		Índice médio de incapacidade (em %)		S	t-VAS	t-Deficiência
			1st visita	Última visita	1st visita	Última visita			
1	A	22	74	12.55	71.82	11.25	243.21	0.84	0.84
2	B	20	68.82	8.75	78.29	6.92	212.83	0.91	0.89

Gráfico 1

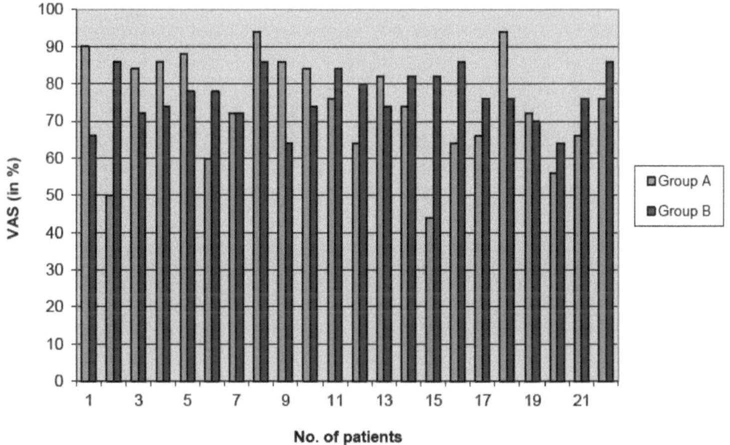

Gráfico 2

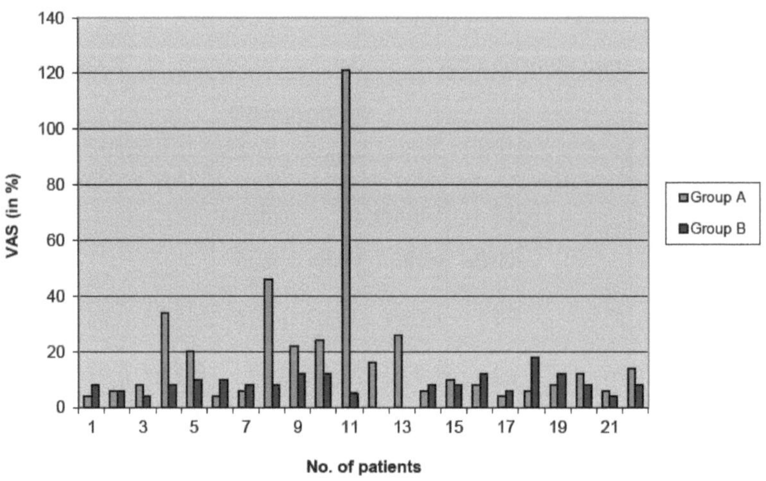

Gráfico 3

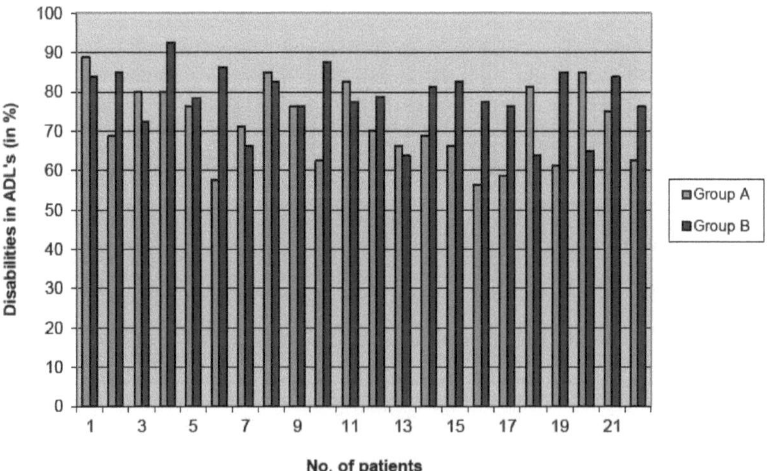

Gráfico 4

Disability Index

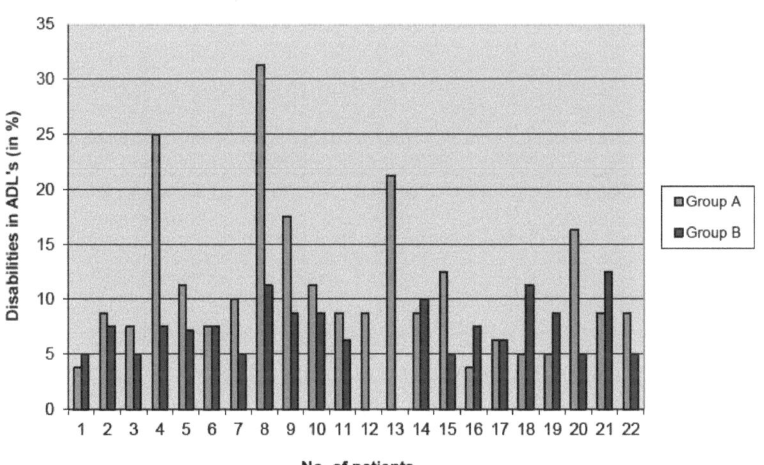

CAPÍTULO 7. DEBATE

Discussão

A comparação da média da EVA e do índice de incapacidade dos grupos de mobilização de Maitland e convencional, que é de 0,84, 0,84, 0,91 e 0,89, respetivamente, mostra que ambos são significativos, mas a comparação do tempo médio de ambos os grupos, que é de 35 e 40 dias, respetivamente, mostra que a mobilização de Maitland ajuda a diminuir a duração da recuperação e, por conseguinte, ajuda a uma recuperação rápida.

Os resultados obtidos são apoiados por Manish Samanani[35] (2004), Fusun Guler-Uysal etal[33] (2004), Henricus M Vermeulen etal &[32][34] (2000&2005) e Jan Nissl etal[29] (2006).

Tal como se deduz dos gráficos 1, 2, 3 e 4, há uma maior diminuição da dor e um aumento das ADL nas pontuações SPADI e está de acordo[35] com o estudo de Carolyn Wordsworth, segundo o qual os exercícios passivos (mobilização, alongamento) têm múltiplos benefícios. Os exercícios passivos suaves diminuem a dor e o limite patológico do movimento para reduzir a dor. Teoricamente, esta redução da dor ocorre devido a um efeito de neuromodulação nos mecanorreceptores de uma articulação. Muitas vezes, o espasmo muscular reflexo impede o doente de realizar exercícios activos, ao passo que o terapeuta pode guiar passivamente o membro para uma maior amplitude sem provocar espasmo ou um reflexo de estiramento. Além disso, como muitos doentes têm relutância psicológica em realizar regularmente exercícios activos adequados, os exercícios passivos podem tornar-se o tratamento de eleição.

A análise estatística supramencionada permite concluir que a mobilização de Maitland contribui para uma recuperação rápida.

CAPÍTULO 8. CONCLUSÃO

Conclusão

O resultado obtido após a análise estatística mostra que tanto a mobilização juntamente com a convencional como a convencional são significativas, mas a mobilização de Maitland juntamente com a convencional tem a vantagem adicional de uma recuperação mais rápida, conforme analisado a partir da média da duração da recuperação.

CAPÍTULO 9. ÂMBITO FUTURO E LIMITAÇÕES DO ESTUDO

Âmbito futuro do estudo

1. A relação entre a mobilização de Maitland e a terapia convencional no tratamento da capsulite adesiva continua a ser um problema importante para estudos futuros. O problema pode exigir uma investigação particularmente extensa, uma vez que o efeito de qualquer uma delas pode variar em diferentes populações devido a diferentes técnicas e classificações.

2. Uma vez que o estudo foi efectuado com um número reduzido de doentes, recomenda-se a recolha de amostras maiores.

3. Recomenda-se a realização de estudos futuros com diferentes técnicas e graus de mobilização

LIMITAÇÕES DO ESTUDO

1. Devido à escassez de tempo, o número de sujeitos foi reduzido (44 sujeitos).

2. São estudados indivíduos com idades compreendidas entre os 40 e os 65 anos.

CAPÍTULO 10. RESUMO

Resumo

1. Testar a eficácia da mobilização de Maitland associada a actividades terapêuticas, tal como na terapia convencional, para diminuir a dor e a incapacidade nas AVDs utilizando o SPADI (Anexo 2).

2. Uma escala SPADI normalizada, juntamente com a duração da recuperação, serviu de pré-teste para comparar os dois grupos (cada um n=22), tanto de homens como de mulheres com capsulite adesiva.

3. O grau de melhoria é significativo em ambos os grupos, mas a mobilização de Maitland ajuda a diminuir a duração da recuperação.

4. O estudo sustenta que tanto a mobilização de Maitland como a terapia convencional são significativas, mas a mobilização de Maitland ajuda a melhorar precocemente.

REFERÊNCIAS

Referências

I. Bridgman JF. Periartrite do ombro e diabetes mellitus. *Ann Rheum Dis* 1972;31 :69 -71

2. Pal B, Anderson J, Dick WC, Griffiths ID. Limitação da mobilidade articular e capsulite do ombro na diabetes mellitus insulino-dependente e não insulino-dependente. *Br J Rheumatol* 1986;25 :147 -151

3. Hannafin JA, Chiaia TA. Capsulite adesiva: uma abordagem de tratamento. *Clin Orthop Relat Res* 2000;1 :95 -109.

4. Neviaser JS. Capsulite adesiva do ombro: um estudo dos achados patológicos na periartrite do ombro. *J Bone Joint Surg* 1945;28 :211 -222.

5. Lundberg BJ. O ombro congelado. *Ata Orthop Scand* 1969; 119 :1 -59.

6. Wiley AM. Aspeto artroscópico do ombro congelado. *Arthroscopy* 1991;7 :138 -143.

7. Neviaser TJ. Doenças inflamatórias intra-articulares do ombro.

8. Neviaser TJ. Capsulite adesiva.

9. Reeves B. A história natural da Síndrome do Ombro Congelado.

10. Nash P, Hazleman BL. Ombro congelado.

II. Mursaghan JP. Ombro congelado. Em Rockwood CA, Matsen FA, eds.

O ombro Philadelphia.

12. Artigo publicado no Orthogate em julho de 2006.

13. Corrigan B, Maitland GD. *Practical Orthopeadic Medicine* Londres, Reino Unido: Butterworths; 1983.

14. Bertoft ES. Distúrbios dolorosos do ombro numa perspetiva fisioterapêutica: uma revisão da literatura. *Critical Reviews in Physical and Rehabilitation Medicine* 1999;11 :229 -277.

15. Bulgen DY, Binder AI, Hazleman BL, et al. Ombro congelado: estudo clínico

prospetivo com uma avaliação de três regimes de tratamento. *Ann Rheum Dis* 1984;43 :353 -360.

16. Stenvers JD. *De Primaire Frozen Shoulder* [tese de doutoramento]. Universidade de Groningen, Groningen, Países Baixos; 1994.

17. Arslan S, Qeliker R. Comparação da eficácia da injeção local de corticosteróides e da fisioterapia no tratamento da capsulite adesiva. *Rheumatol Int* 2001;21 :20 -23.

18. Carette S, Moffet FN, Tardif J, et al. Corticosteróides intra-articulares, fisioterapia supervisionada ou uma combinação dos dois no tratamento da capsulite adesiva do ombro. *Arthritis Rheum* 2003;48 :829 - 838.

19. Green S, Buchbinder R, Hetrick S. Intervenções de fisioterapia para a dor no ombro. *Cochrane Database Syst Rev* 2003;(2) :CD004258

20. Kaltenborn FM. *Manual Therapy for the Extremity Joints (Terapia Manual para as Articulações das Extremidades)* 2nd ed. Oslo, Noruega: Olaf Norlis Bokhandel; 1976.

21. Mennell JM. *Joint Pain: Diagnosis and Treatment Using Manipulative Techniques* Boston, Mass: Little Brown & Co; 1964.

22. Maitland GD. *Peripheral Manipulation (Manipulação Periférica)* 2a ed. Londres, Reino Unido: Butterworths; 1977.

23. Mangus BC, Hoffman LA, Hoffman MA, Altenburger P. Princípios básicos de mobilização das articulações das extremidades utilizando uma abordagem Kaltenborn. *Journal of Sport Rehabilitation* 2002;11 :235 -250.

24. Nicholson GG. O efeito da mobilização passiva da articulação na dor e na hipomobilidade associadas à capsulite adesiva do ombro. *J Orthop Sports Phys Ther* 1985;6 :238 -246.

25. Dacre JE, Beeney N, Scott DL. Injecções e fisioterapia para o ombro rígido doloroso. *Ann Rheum Dis* 1989;48 :322 -325.

26. Maricar NN, Chok B. A comparison of the effect of manual therapy with exercise

therapy and exercise therapy alone for stiff shoulders.

Physiotherapy Singapore 1999;2 :99 -104.

27. Diercks RL, Stevens M. Gentle thawing of the frozen shoulder: a prospective study of supervised neglect versus intensive physical therapy in seventy-seven patients with frozen shoulder syndrome followed up for two years. *J Shoulder Elbow Surg* 2004;13 :499 - 502.

28. Rizk TE, Gavant ML, Pinals RS. Tratamento da capsulite adesiva (ombro congelado) com distensão e rutura capsular artrográfica. *Arch Phys MedRehabil* 1994;75 :803 -807.

29. Em 11 de junho de 2005, num artigo sobre o efeito da estimulação eléctrica do bloqueio do nervo analgésico na ADM e na função do ombro em pacientes com capsulite adesiva (no Journal of AMERICAN PHYSICAL THERAPY ASSOCIATION) por Dawn T. Gulik.

30. Página 20 do livro Manipulation and mobilization extremity and spinal technique de SUSAN L. EDMOND.

31. Técnica DeLorme na página no. 89-90 em Exercícios terapêuticos Fundamentos e técnicas de Carolyn Kisner e Lynn Allen Colby.

32. Henricus M Vermeulen, Wim R Obermann, Bart J Burger, Gea J Kok, Piet M Rozing e Cornelia Hm Van de Ende (Submetido em 19 de julho de 1999 e aceite em 13 de julho de 2000) estudaram o efeito da técnica de mobilização da amplitude final na capsulite adesiva do ombro.

33. Fusun Guler-uysal, Erakan Kozanoglu num estudo comparativo da resposta precoce de dois métodos de reabilitação na capsulite adesiva (Efeito da abordagem Cyriax de massagem de fricção profunda, exercícios de mobilização Vs fisioterapia incluindo pacotes quentes, aplicação de SWD).

34. Henricus M Vermeulen, Piet M Rozing, Wim R Obermann, Saskia le Cassie e Thea PM Vliet Vlieland (Submetido em 10 de dezembro de 2004 e aceite em 27 de setembro de 2005) estudaram a comparação da técnica de mobilização de alto grau e de baixo

grau no tratamento da capsulite adesiva.

35. Manish SAMANANI num artigo sobre exercícios passivos associados a actividades terapêuticas - um estudo comparativo na gestão da capsulite adesiva no Indian Journal of the occupational therapy.

36. Jan Nissl, RN, BS em 10 de maio de 2006 num artigo sobre ombro congelado na Health Library.

37. Artigo sobre capsulite adesiva na Biblioteca Médica.

38. Mihirgiri I Goswami, J C Taraporvala, H R Jhunjhunwala, Shobha Atri na investigação sobre as modalidades de tratamento da capsulite adesiva do síndroma do ombro congelado.

39. Robert B. Spranue, em março de 2000, estudou a comparação de exercícios supervisionados com ou sem terapia MANUAL para pacientes com dor no ombro e mobilidade reduzida do ombro.

40. Num artigo publicado na AMERICAN ACADEMY of FAMILY PHYSICIANS (News & Publication) por LORI B. SIEGEL e NORMAN J. COHEN em 1 de abril de 1999.

APÊNDICES

Apêndice 1

Movimentos e intensidade das técnicas de mobilização

Movimento conjunto de acordo com Kaltenborn

- Os movimentos fisiológicos da articulação glenofumeral são movimentos do úmero nos planos cordiais (ex.: flexão, extensão, abdução, adução, rotação externa e rotação interna)

- Os movimentos acessórios são movimentos induzidos passivamente pelo terapeuta e consistem em rolamento, deslizamento (ou deslizamento), rotação e distração dentro da articulação

- O rolamento é um movimento na articulação em que um ponto da superfície da articulação tem contacto com apenas um ponto da outra superfície da articulação

- O deslizamento é um movimento na articulação em que um ponto na superfície da articulação tem contacto com muitos outros pontos na outra superfície da articulação

- O rolamento e o deslizamento devem ocorrer em conjunto para que a articulação funcione corretamente

- A rotação é um movimento rotativo puro em torno de 1 eixo

- A distração é um alargamento do espaço articular com uma separação dos dois parceiros articulares

Intensidade da mobilização Técnicas de acordo com o

Sistema de Classificação de 5 Graus de Maitland

Grau I : Pequena amplitude no início da amplitude de movimento (ADM)

Grau II: Grande amplitude que não atinge a ADM limitada

Grau III: Pequena amplitude no final da ADM limitada

Grau IV: Pequena amplitude e alta velocidade no final da ADM limitada (manipulação ou impulso) (não aplicado neste estudo)

Apêndice 2

Índice de dor e incapacidade no ombro

Assinale na linha que melhor representa a sua experiência durante a última semana atribuível ao seu problema no ombro.

Escala de dor

Qual é a intensidade da sua dor?

Faça um círculo à volta do número que melhor descreve a sua dor: **0** = sem dor e **10** = a pior dor imaginável.

No seu pior momento? 0 1 2 3 4 5 6 7 8 9 10

Quando deitado sobre o lado afetado? 0 1 2 3 4 5 6 7 8 9 10

Pegar em algo que está numa prateleira alta? 0 1 2 3 4 5 6 7 8 9 10

Tocar na parte de trás do pescoço? 0 1 2 3 4 5 6 7 8 9 10

Empurrar com o braço envolvido? 0 1 2 3 4 5 6 7 8 9 10

Pontuação total da dor /50 x 100 = %

(Nota: Se uma pessoa não responder a todas as perguntas, dividir pela pontuação total possível, por exemplo, se faltar uma pergunta, dividir por 40)

Escala de incapacidade

Qual é o grau de dificuldade?

Faça um círculo à volta do número que melhor descreve a sua experiência: **0** = nenhuma dificuldade e **10** = tão difícil que requer ajuda Lavar o cabelo? 0 1 2 3 4 5 6 7 8 9 10 Lavar as costas? 0 1 2 3 4 5 6 7 8 9 10

Vestir uma camisola interior ou uma camisola de malha? 0 1 2 3 4 5 6 7 8 9 10

Vestir uma camisa com botões à frente? 0 1 2 3 4 5 6 7 8 9 10

Vestir as calças? 0 1 2 3 4 5 6 7 8 9 10

Colocar um objeto numa prateleira alta? 0 1 2 3 4 5 6 7 8 9 10

Transportar um objeto pesado de 4,5 quilogramas (10 libras)

0 1 2 3 4 5 6 7 8 9 10

Tirar algo do bolso de trás? 0 1 2 3 4 5 6 7 8 9 10

Pontuação total de incapacidade: _______/ 80 x 100 = %

(Nota: Se uma pessoa não responder a todas as perguntas, dividir pela pontuação total possível, por exemplo, se faltar uma pergunta, dividir por 70)

Pontuação total do Spadi: _________ 130 x 100 = %

(Nota: Se uma pessoa não responder a todas as perguntas, dividir pela pontuação total possível, por exemplo, se faltar uma pergunta, dividir por 120)

Alteração mínima detetável (90% de confiança) = 13 pontos

(Uma variação inferior a este valor pode ser imputável a um erro de medição)

Fonte: Roach et al. (1991). Desenvolvimento de um índice de dor e incapacidade no ombro.

Apêndice 3

TABELA DE AVALIAÇÃO

Nome:

Idade:

Género:

Profissão:

Queixa principal:

História:

Observação:

Atitude:

Contorno muscular:

Exame:

Palpação:

Forma/Deformidade:

Ternura:

VAS:

Movimento da escápula:

Movimentos	Flexão	Rapto	Lat. Rot.	Med. Rot.
Ativo				
Passivo				

Muscle Power Articulação do ombro na gama disponível:

Músculos	Flexores	Sequestradores	Med. Rot.	Lat. Rot.
Notas				

Testes especiais:

Teste da lata vazia:

Teste de queda de braço:

Teste de velocidade:

Diagnóstico provisório:

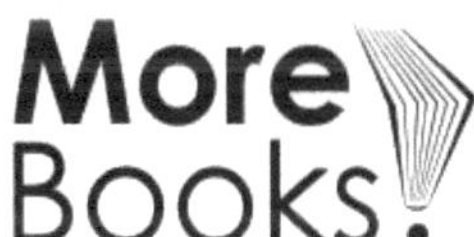

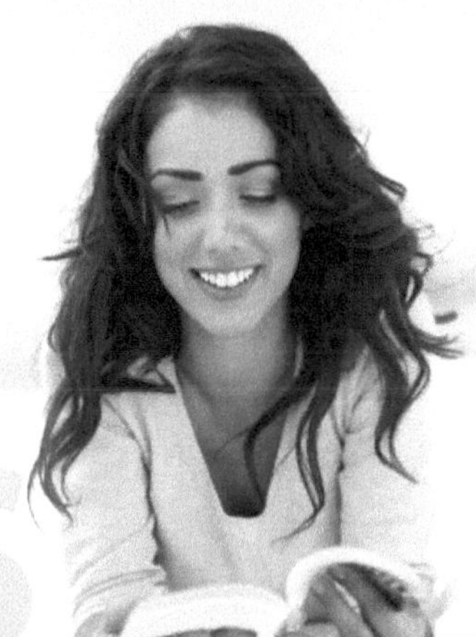

I want morebooks!

Buy your books fast and straightforward online - at one of world's fastest growing online book stores! Environmentally sound due to Print-on-Demand technologies.

Buy your books online at
www.morebooks.shop

Compre os seus livros mais rápido e diretamente na internet, em uma das livrarias on-line com o maior crescimento no mundo! Produção que protege o meio ambiente através das tecnologias de impressão sob demanda.

Compre os seus livros on-line em
www.morebooks.shop

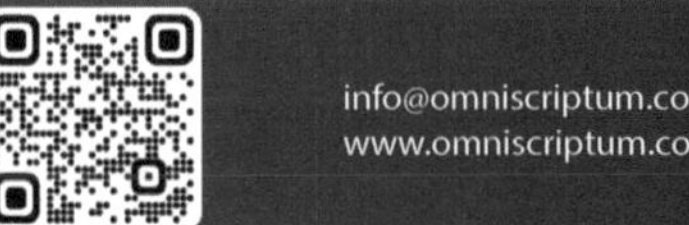

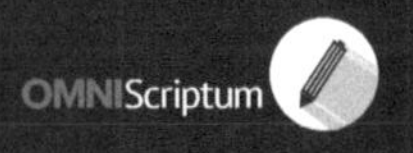

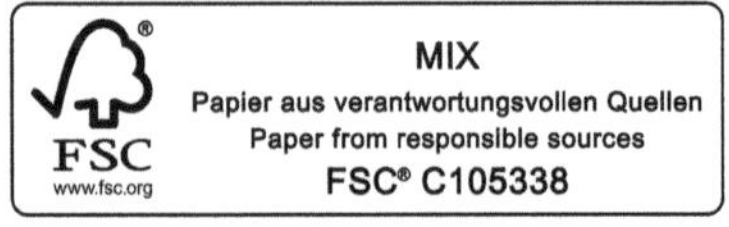

Printed by Books on Demand GmbH, Norderstedt / Germany